AF337021

NOTES

SUR

LES MALADIES DE L'ARMÉE

D'ORIENT,

EN NIVOSE, PLUVIOSE ET VENTOSE AN VII.

Ces Notes partielles que l'Auteur publie, pour offrir un exemple de la méthode qu'il suivra dans l'*Histoire générale*, sont tirées des n.ºs 8 et 9 du IIe volume de la *Décade Egyptienne, journal littéraire et d'économie politique*, qui se trouve à l'Imprimerie nationale, place Ezbekyéh, au Kaire.

NOTES

Sur les Maladies qui ont régné sur différens points de l'Armée d'Orient, pendant les mois de n'vôse, pluviôse et ventôse an 7 ; recueillies par le Citoyen R. DEGENETTES, Médecin en chef de l'Armée.

DÈS la fin de frimaire, les fièvres pestilentielles ou contagieuses avaient commencé à se montrer à Alexandrie où elles semblent être endémiques. Elles parurent d'abord dans l'hôpital de la marine, et il y eut le 24 du même mois un rapport adressé à ce sujet, à l'ordonnateur *Le Roi*, par les citoyens *Astier, Boyer* et *Renard*, officiers de santé, et membres du comité de salubrité navale. C'est la première époque d'une maladie désastreuse dont les résultats importans sous plusieurs points de vue seront exposés dans l'histoire générale des maladies de l'armée.

Le rapport dont il vient d'être parlé, fut communiqué à l'administration sanitaire organisée à la suite de l'armée, pour y faire exécuter, autant que les circonstances et les localités pourraient le permettre, les réglemens adoptés dans plusieurs ports de la méditerranée, et particulièrement ceux de Toulon et de Marseille.

L'isolement des malades et de ceux qui avaient communiqué avec eux, fut-il assez prompt et assez complet pour s'opposer au développement d'une contagion très-active et déjà trop répandue ? Cette question importante qui ne peut être résolue que par l'examen d'un grand nombre de faits, et la discussion de leurs causes les plus probables, ne se trouve placée ici que pour l'avancement de l'art, et elle ne doit par conséquent entraîner aucune réflexion désavantageuse sur la prudence ou les lumières de ceux qui étaient appelés à prévenir ou à traiter l'épidémie.

Le 15 nivôse, le citoyen *Blanc*, ordonnateur des lazarets, sur l'invitation du Général en Chef de se concerter avec le médecin en chef de l'armée, écrivit à ce dernier pour lui faire part des accidens arrivés à Alexandrie, et lui demander son avis sur ce qu'il était le plus prudent d'employer, ou du brûlement total des effets des pestiférés, ou de leur lavage et sérénage; notre coutume de brûler excitait d'ailleurs quelques réclamations en dédommagement. Le médecin en chef répondit le même jour à l'ordonnateur des lazarets, que le brûlement était une mesure indispensable, parce qu'elle est la seule qui puisse vraiment assurer de la destruction de la matière de la contagion. L'action du lavage et du sérein peut n'enlever qu'imparfaitement cette matière, et souvent même l'étendre sur une plus grande surface, ou lui faire pénétrer plus profondément certains corps, en particulier, les étoffes. On a depuis cette époque adopté la coutume de brûler les effets des pestiférés ou suspects de peste, toutes les fois qu'il a été possible d'en disposer. On verra plus loin que la cupidité, encore plus que la négligence, s'est souvent opposée à l'entière exécution de cette mesure : cela devra entrer pour beaucoup dans les calculs sur la propagation de cette contagion particulière, et concourir à fixer des idées justes sur la question plus étendue de la transmission de toutes les contagions en général.

La même maladie qui régnait à Alexandrie, s'était développée, mais avec bien moins d'intensité, à Damiette; et le général de division *Dugua*, extrêmement attentif à tout ce qui peut tenir à la conservation et au bien-être des troupes sous ses ordres, adressait sur cet objet, de fréquens rapports au Général en Chef qui m'ordonna de lui rendre un compte particulier de l'état des hôpitaux de cette place. Je pris pour base de tous mes rapports la correspondance suivie et judicieuse du citoyen *Savaresi*, dont on peut consulter le résumé publié sous le titre d'*Observations sur les Maladies qui ont régné à Damiette, dans le premier semestre de l'an 7.*

Il est utile d'observer que quelques hommes dans l'armée avaient déjà été indubitablement frappés de cette maladie que je nommerai dorénavant l'*Epidémie*, dès le mois de vendémiaire, et qu'il y avait eu plusieurs rapports, notamment un procès-verbal très-détaillé, rédigé par les officiers de santé et l'administration sanitaire de la place de Damiette, le 10, et envoyé le 19 du même mois au Général en Chef par le général de brigade *Vial* qui a le goût, l'habitude et le talent de l'observation.

Les lettres d'Alexandrie du 2 nivôse, arrivées au quartier-général de l'armée le 17 du même mois, confirmaient et circonstanciaient le développement de la contagion dans l'hôpital de la marine. Déjà un infirmier et un volontaire avaient donné des soupçons alarmans, et on avait pris le parti de les isoler promptement. Le général de brigade *Marmont*, le commandant et le commissaire des guerres de la place avaient réuni, au moment de l'invasion, les officiers de santé chargés en chef du service des hôpitaux militaires, et l'administration sanitaire, pour s'occuper des moyens qu'on pouvait opposer aux progrès de l'épidémie. On avait établi en conséquence un lazaret pour y déposer et y faire traiter les hommes atteints de fièvres pestilentielles ; on avait pris une vaste mosquée pour servir d'hôpital d'observation dans les cas douteux , et l'on avait. enfin éloigné les troupes de l'intérieur de la place. La plus grande surveillance s'étendait sur la ville, sur les deux ports et les hôpitaux. On comptait à l'époque indiquée ci-dessus douze à quinze morts , parmi lesquels trois officiers de santé attachés aux hôpitaux de la marine.

Les musulmans , les juifs et les chrétiens qui forment la population d'Alexandrie , ne ressentaient point les atteintes de l'épidémie.

Les maladies régnantes dans les hôpitaux militaires étaient de vieilles diarrhées et quelques cas de scorbut.

Les détails que je viens de donner sur Alexandrie sont tirés d'une lettre du citoyen *Salze*, médecin de l'armée employé dans les hôpitaux de cette place.

Le Général en Chef renvoya , le 23 nivôse, au médecin en chef une lettre du général de division *Dugua* , datée de Damiette, du 14, qui annonçait que l'épidémie perdait dans cette place de son intensité : la correspondance du citoyen *Savaresi* annonçait la même chose avec plus de détails.

Le 25, les officiers de santé en chef de l'armée, formant le conseil de santé , adressèrent une circulaire aux officiers de santé chargés en chef des divers hôpitaux de l'armée, pour leur notifier les précautions demandées par l'administration sanitaire, et ordonnées par le Général en Chef, pour la réception dans les hôpitaux des malades attaqués ou suspects de fièvres pestilentielles, et leur translation dans les lazarets ; ainsi que les peines sévères portées contre les infractions aux loix sanitaires.

Le médecin en chef faisait pendant le même temps faire par les médecins répartis sur tous les points de l'armée, de fréquentes visites de salubrité dans tous les établissemens militaires, et il en adressait les résultats dans des rapports très-circonstanciés au général *Berthier*, chef de l'Etat-major général, qui donnait de suite les ordres nécessaires pour l'exécution de toutes les mesures utiles qui lui étaient proposées.

Les lettres du 15 nivôse, du citoyen *Sotira*, médecin chargé du service de l'hôpital militaire de Rosette, arrivées au quartier-général du Kaïre le 26, annonçaient qu'il n'y avait dans son établissement que des dysenteries et des diarrhées. Il se plaignait de manquer de remèdes, entr'autres, d'ipécacuanha et de simarouba.

Une lettre du citoyen *Salze*, de la même date, et reçue le même jour que la précédente, annnoçait que les ravages de l'épidémie continuaient à Alexandrie, que les hôpitaux militaires n°s 1 et 2 étaient contaminés et en quarantaine de rigueur depuis trois jours ; que le nombre des morts se portait à plus de trente dans la dernière quinzaine, et que la contagion était même répandue dans le camp. On continuait à prendre des mesures pour l'isolement, et l'on formait un établissement de convalescence. Les officiers de santé chargés en chef des hôpitaux, dont le zèle se trouvait enchaîné par des ordres peut-être nécessaires, dirigeaient par leurs avis le service du lazaret confié à des officiers de santé des classes inférieures, qui se trouvaient retenus en quarantaine rigoureuse près des malades.

Cependant, à mesure que l'épidémie croissait, la terreur se répandait ; elle jetait les malades dans l'isolement, et par conséquent les privait de secours. Le Général en Chef reçut à ce sujet une lettre très-détaillée de son aide-de-camp le citoyen *Lavalette*, dans laquelle il lui peignait ce tableau déchirant d'une manière qui honore sa sensibilité (Lettre d'Alexandrie, 17 nivôse, arrivée au quartier-général vers la fin du même mois).

Les lettres du général *Dugua*, et celles du citoyen *Savaresi*, du 28 nivôse, annonçaient que l'épidémie cessait à Damiette, mais qu'on y perdait beaucoup de militaires de la dysenterie : on réclamait du vin pour les hôpitaux.

Le général de brigade *Verdier* écrivait, en date du 19 nivôse, de Manssourah, au Général en Chef, une lettre renvoyée à l'ordonnateur des lazarets et au médecin en chef, par laquelle il annonçait que la 2.ᵉ demi-brigade d'infanterie légère, arrivée de Damiette depuis le 24 du même mois, avait apporté avec elle la maladie régnante à Damiette, et qu'il était déjà mort plusieurs hommes : ce général accompagne ce récit de celui des précautions qu'il a prises pour isoler les malades et le corps entier, ainsi que pour leur procurer des couvertures pour passer les nuits ; et il observe avec raison que l'état de nudité de cette demi-brigade influe évidemment sur sa santé. Venue de l'armée de Sambre et Meuse avec le général *Bernadotte*, elle était peut-être aussi moins susceptible de s'acclimater que les troupes qui avaient fait toutes les campagnes d'Italie.

Le supplément à l'ordre du jour du 5 pluviôse prescrivait, sur la demande de l'ordonnateur des lazarets, les mesures et les précautions à prendre pour la réception et le traitement des malades susceptibles de quarantaine rigoureuse.

Le citoyen *Frank*, médecin ordinaire de l'armée, adressait au médecin en chef dans les premiers jours de pluviôse un rapport sur les maladies régnantes en nivôse, et observées dans l'hôpital militaire dit *Ferme d'Ibrahim-bey* ; d'où il résulte que la plus grande partie des malades évacués des hôpitaux du vieux Kaire et de Gyzéh étaient attaqués de dysenteries et de diarrhées, maladies généralement inhérentes aux armées, et particulières au climat de l'Egypte. Toutes ces maladies étaient invétérées, et souvent même des rechûtes, ce qui les

rendait

rendait très-difficiles à guérir. L'usage du simarouba en poudre, de la rhubarbe à petite dose, du diascordium, du laudanum, et de l'eau-de-vie même en petite quantité, a été utile. Ce praticien a trouvé peu d'avantage à donner la décoction blanche et l'eau de riz, qui lui semblent plus convenables dans le commencement de la maladie, sur-tout quand elle est accompagnée de fièvre. Il ne s'est pas servi de vomitifs, parce qu'une grande partie des malades les avait déjà pris plusieurs fois sans succès : les vomitifs paraissaient même avoir quelquefois empiré le mal. Le citoyen *Frank* a relevé deux grands obstacles à la guérison : le premier, c'est que les malades se lèvent fréquemment pour aller aux latrines pendant le froid de la nuit et sans capotes ; le second, c'est qu'ils sont astreints, sans qu'on ait pu le changer, à un régime contraire. L'expérience prouve, selon lui, dans ce pays, qu'il faut dans les dysenteries s'abstenir de la viande et des œufs ; qu'il est avantageux de donner du riz simplement cuit à l'eau et un peu de pain : on vante également, d'après des succès, la fève d'Egypte en purée légèrement acidulée avec le citron, les graines de sumach (*Rhus coriaria*) mêlées avec la semence de coriandre et un peu de sel. Si l'on ne peut rien changer aux alimens des malades, il serait au moins avantageux de leur procurer de la moutarde pour manger avec leur viande, et quelques tasses de café pour remplacer en quelque sorte le vin, et éviter de leur donner de l'eau-de-vie qui est rarement de bonne qualité. Le citoyen *Frank* a guéri le mois dernier cinq fièvres quotidiennes par l'usage seul du quinquina, sans avoir recours aux vomitifs et aux potions purgatives ; il a aussi guéri quelques fièvres et une pleurésie nerveuse par les bols camphrés et la décoction de quinquina : il insiste sur les inconvéniens et les dangers qui résultent du défaut de couvertures et autres moyens de se garantir des intempéries du froid.

Les citoyens *Carrié* et *Claris* , médecins de l'armée, qui d'après un ordre particulier du Général en Chef avaient été désignés pour se rendre à Alexandrie , écrivaient de Rosette, le 5 pluviôse, une lettre arrivée le 9 du même mois au quartier-général , dans laquelle ils rapportaient que la frayeur et la consternation régnaient à Rosette depuis que l'on avait appris que la garnison d'Abou-Qyr était en quarantaine : on redoutait que la contagion ne remontât le cours du Nil.

Le général de division *Menou* prévenait le Général en Chef par une lettre du 3 pluviôse, en date de Rosette, de l'usage établi en Egypte, et qu'il regardait comme dangereux , de plonger du cuivre et de dissoudre de l'opium dans le café. Le médecin en chef auquel cette lettre fut renvoyée le 11 , fit le même jour un rapport où, sans blâmer la proposition d'interdire aux cafetiers un pareil usage , il détruisait les craintes inspirées par la sollicitude la plus louable, en faisant appercevoir que les doses de ces substances étaient trop légères pour produire les désordres infiniment graves dont on les accusait.

Une lettre des officiers de santé, chargés en chef du service des hôpitaux militaires d'Alexandrie, du 28 nivôse , mais qui ne parvint au quartier-général que le 16 pluviôse, annonçait que les hôpitaux n.os 1 et 2 continuaient à être infectés et en quarantaine de rigueur. Ces mêmes officiers de santé avaient reçu des ordres très-impératifs qui leur défendaient l'entrée de ces établissemens , et leur enjoignaient, quoique la chose fût presque impossible, d'en diriger le service par des instructions adressées à leurs collaborateurs qu'on y entassait sans égards, sans discernement, sans utilité, et qui depuis y ont presque tous succombé.

Le 17 pluviôse, le Général en Chef adressa au médecin en chef le rapport suivant, fait au général de division *Kleber* par les citoyens *Bu bes*, médecin ordinaire de l'armée, et *Millioz*, chirurgien de 1.re classe.

Damiette, le 11 pluviôse an 7 de la République Française.

Citoyen Général,

A l'heure prescrite par votre lettre en date d'hier, nous avons fait la visite de la 2.me demi-brigade d'infanterie légère, assemblée sur la place. Le citoyen *Desnoyer*, chef de cette demi-brigade, avait eu le soin de faire former sur deux rangs chacun des trois bataillons qui la composent, de manière qu'en les parcourant nous pouvions alternativement fixer et examiner chaque militaire en particulier.

Nous n'ignorions pas que les bruits populaires, ainsi que les préjugés, toute méprisable qu'est leur source commune, prennent de l'empire, sur-tout lorsque la distance des lieux les favorise ; nous redoublions donc d'attention.

Notre principal objet était de juger si cette demi-brigade dans laquelle l'épidémie, il est vrai, n'a fait que trop de victimes, se trouvait, ainsi qu'on le suppose, non seulement infectée au point qu'il ne fût permis de la mettre en ligne qu'en courant des dangers pour elle-même, mais en outre si elle était susceptible de communiquer aux autres corps la contagion.

Et à cet égard nous avons la satisfaction de vous annoncer, citoyen général ; premièrement, que les militaires qui la composent jouissent dans ce moment d'une santé assez vigoureuse

B 2

pour que dans le cas où nous serions chargés de faire un semblable examen envers les autres demi-brigades, nous eussions à être aussi satisfaits de pouvoir vous adresser un rapport aussi favorable que celui qui la concerne ; en second lieu, que lors même que quelques-uns de ces militaires porteraient en eux le germe de la maladie, il ne s'ensuivrait pas moins que toutes les craintes que l'on a voulu exciter sur l'infection imminente des autres corps ne soient nullement fondées, puisque la contagion ne s'est manifestée que dans l'hôpital. Lorsque les malades dans le principe étaient foudroyés, ou parvenaient à ce degré où la maladie se complique de malignité, de putridité, c'est alors seulement qu'on a perdu des employés, grand nombre de servans, des officiers de santé ; et certes, dans ce dernier cas, la contagion ne peut être révoquée en doute, l'habitude de ces derniers auprès des malades étant un préservatif toutes les fois qu'elle n'est pas portée à une extrême violence. Les militaires de la 2.me demi-brigade principalement, de la 75.me, de la 25.me, ainsi que tous les autres individus quelconques n'ont été successivement frappés que parce qu'ils apportaient des dispositions aux maladies mucqueuses, pituiteuses, lymphatiques, n'importe lequel de ces noms on voudra leur donner, dont le développement a été favorisé par le séjour des troupes dans un pays où la saison automnale s'est prolongée, où une température froide et humide a régné complettement durant une espace de temps considérable.

D'un autre côté, nous avons noté scrupuleusement tous les militaires dont la santé ne nous a pas paru bien affermie, soit qu'ils eussent été d'anciens ophtalmiques, dysentériques, ou atteints de l'épidémie : ce nombre ne s'élèvera pas aussi haut qu'on pouvait le penser. Combien il va nous en coûter pour les déterminer à ne pas vous suivre, c'est-à-dire, à ne pas encore cette fois partager vos lauriers.

Nous nous sommes concertés et nous nous concerterons de nouveau avec les officiers de santé attachés à cette demi-brigade à laquelle ils ont été si utiles dans cette circonstance, entr'autres, le citoyen *Sibilla* qui ayant été chargé momentanément de l'hôpital de Manssourah, a dissipé par une conduite éclairée l'effroi toujours funeste répandu par l'ignorance, peut-être aussi par l'hypocrisie.

Nous nous résumons, citoyen général, à exposer que dans le cas que vous vous décidiez à faire entrer cette demi-brigade en campagne, bien loin de lui être préjudiciable, bien loin de devenir funeste à l'armée elle-même, elle fera cesser une maladie dont les causes se trouvent dans le séjour qu'elle a fait dans des lieux où l'humidité était extrême, tandis que les vêtemens, les couvertures pendant la nuit, les alimens peu fortifians dont ils faisaient usage, ne les mettaient nullement à l'abri de cette intempérie, de toutes la plus redoutable.

L'histoire des guerres, vous le savez mieux que nous, général, rapporte un grand nombre de circonstances où pour faire cesser des épidémies qui ravageaient des armées entières, il a fallu s'aviser de leur faire quitter leurs cantonnemens, leurs camps, leur faire exécuter des marches fatigantes, souvent même les conduire à l'ennemi : la cessation presque subite de notre maladie épidémique depuis le départ pour Manssourah de la 2.ᵐᵉ légère, et son retour successif à Damiette, confirment déjà le succès de cette pratique.

Salut et Respect.

Signés BARBES et MILLIOZ.

Peu de jours après l'envoi de ce rapport dont j'approuvai la conclusion, je suivis le quartier-général qui partit pour l'expédition de Syrie. Je ne m'étendrai guère plus au long, parce que je me propose de publier séparément ce qui regarde cette campagne, et je l'aurais déjà fait depuis long-temps sans les obstacles que font naître des évènemens aussi singuliers que multipliés.

Je dois cependant observer d'avance que la 2.me demi-brigade d'infanterie légère n'eut presque pas de malades pendant l'expédition de Syrie dont elle essuya toutes les fatigues, comme elle partagea la gloire des combats de Nazareth, de Cana, et de la bataille du Mont-Tabor.

Les dernières lettres qui me parvinrent d'Alexandrie avant de quitter tout-à-fait l'Egypte, m'apprirent qu'à cette époque les officiers de santé ne concouraient plus assez à la détermination des mesures qu'exigeaient les circonstances. Ils ne jouissaient plus de toute la confiance qu'ils méritaient, et je dois dire comment elle s'était graduellement affaiblie.

L'administration sanitaire s'arrogeait à Rosette, à Damiette et par dessus tout à Alexandrie une sorte d'autorité dictatoriale. Par-tout elle manquait des moyens de tous les genres qu'offrent les lazarets de l'Europe, et elle prétendait en avoir le régime rigoureux. Saisie de l'épidémie, comme d'un patrimoine, elle la faisait traiter sous ses verroux par des médecins de son choix, et dont plusieurs n'avaient donné aucune garantie de leur instruction. Elle vantait sans cesse son expérience lumineuse et exclusive ; la tête confusément remplie de l'histoire des événemens arrivés à Marseille en 1720, elle les voyait par-tout renaître ; au moindre accident, elle proclamait par-tout ses terreurs, et électrisant ainsi imprudemment l'imagination mobile et déréglée de la multitude, elle favorisait le développement du fléau redouté.

Je dois à la vérité de déclarer que les abus dont je viens de parler m'ont paru être l'ouvrage particulier des agens des administrations locales, et qu'il a régné entre l'ordonnateur des lazarets et moi, sous les yeux du Général en Chef, un accord qui a sûrement prévenu de plus grands désordres. Je n'aurais même jamais relevé ces abus sans une indispensable nécessité. Mais j'ai dû redemander aux autorités l'exercice entier, libre et honoré de nos fonctions déterminées par des loix précises ; j'ai dû des éloges au dévouement des officiers de santé de l'armée qui n'existent plus pour encourager ceux qui leur survivent ; j'ai dû enfin élever la voix pour que les résultats d'une observation aussi grande et aussi nouvelle ne fussent pas dorénavant perdus pour l'étude, peut-être le perfectionnement de l'art de guérir, et le bien-être d'une partie considérable de l'espèce humaine.